CONTENTS

LE BIEN ÊTRE PASSE PAR UNE BONNE SANTÉ

INTRODUCTION : CULTIVER UN BIEN-ÊTRE HOLISTIQUE

Dans notre quête d'une vie épanouie et équilibrée, le bien-être holistique joue un rôle essentiel. Ce concept englobe tous les aspects de notre santé et de notre bonheur, y compris notre santé physique, mentale, émotionnelle et sociale. Pour cultiver un bien-être holistique, il est nécessaire de prendre en compte tous ces aspects et de les aborder de manière intégrée.

Dans ce guide, nous explorerons dix chapitres qui couvrent divers aspects du bien-être holistique et fournissent des conseils pratiques pour améliorer chaque domaine de votre vie. Nous commencerons par examiner l'importance de la nutrition, de l'activité physique et du sommeil dans le chapitre 1, avant de plonger dans des sujets tels que la gestion du stress, la méditation et les relations sociales.

Le chapitre 2 se penche sur les bases d'une nutrition saine, suivie par des conseils pour planifier des repas équilibrés dans le chapitre 3. Ensuite, nous explorerons l'importance de l'activité physique et comment l'intégrer dans votre vie quotidienne dans le chapitre 4.

Le chapitre 5 abordera la gestion du stress et les techniques de relaxation, tandis que le chapitre 6 se concentrera sur le bien-être émotionnel et la santé mentale. Nous explorerons ensuite l'importance du sommeil réparateur dans le chapitre 7 et les bienfaits de passer du temps en plein air dans le chapitre 8.

Dans le chapitre 9, nous discuterons de l'importance de cultiver des relations saines, avant de conclure avec le chapitre 10, qui vous guidera dans la création d'un plan de bien-être personnalisé pour vous aider à atteindre vos objectifs et à vivre une vie épanouie.

En combinant les connaissances et les conseils présentés dans ces chapitres, vous aurez les outils nécessaires pour cultiver un bien-être holistique et construire une vie qui vous apporte santé, bonheur et épanouissement dans tous les aspects.

CHAPITRE 1 : INTRODUCTION AU BIEN-ÊTRE HOLISTIQUE

Le bien-être holistique englobe une approche complète de la santé qui prend en compte non seulement le corps physique, mais aussi l'esprit et l'émotion. Comprendre et cultiver le bien-être holistique est essentiel pour mener une vie épanouie et équilibrée.

Définition du bien-être holistique :

Le bien-être holistique reconnaît l'interconnexion entre le corps, l'esprit et l'émotion, et cherche à promouvoir l'équilibre dans tous ces domaines. Cela implique de prendre soin de votre santé physique, mentale et émotionnelle de manière intégrée.

Importance de l'équilibre entre le corps et l'esprit :

Lorsque le corps, l'esprit et l'émotion sont en harmonie, cela se traduit par un sentiment général de bien-être et de satisfaction dans la vie. Par exemple, une alimentation saine peut non seulement soutenir la santé physique, mais aussi contribuer à une meilleure humeur et une plus grande clarté mentale.

Aperçu des différents domaines du bien-être :

Nutrition : Une alimentation équilibrée fournit les nutriments nécessaires au bon fonctionnement du corps et de l'esprit.

Fitness : L'activité physique régulière renforce le corps, améliore la santé cardiovasculaire et favorise la libération d'endorphines, les hormones du bonheur.

Méditation : La méditation et la pleine conscience peuvent aider à calmer l'esprit, réduire le stress et favoriser une meilleure gestion des émotions.

Gestion du stress : Apprendre des techniques pour gérer le stress est essentiel pour prévenir les effets néfastes sur la santé physique et mentale.

Bien-être émotionnel : Cultiver des émotions positives, gérer les émotions négatives et entretenir des relations saines sont des aspects importants du bien-être émotionnel.

Conseils pour cultiver le bien-être holistique :

Adopter une approche globale : Considérez votre santé dans son ensemble et ne négligez aucun aspect.

Écouter votre corps : Apprenez à reconnaître les signaux que votre corps vous envoie et agissez en conséquence pour répondre à ses besoins.

Équilibrer les différents domaines : Accordez une attention égale à la nutrition, au fitness, à la méditation, à la gestion du stress et au bien-être émotionnel.

Créer des routines saines : Établissez des habitudes quotidiennes qui favorisent le bien-être dans tous les aspects de votre vie.

Être ouvert au changement : Soyez prêt à ajuster vos habitudes et vos pratiques en fonction de ce qui fonctionne le mieux pour vous et de vos besoins évolutifs.

En adoptant une approche holistique du bien-être, vous pouvez nourrir votre corps, votre esprit et vos émotions pour vivre une vie plus épanouissante et équilibrée.

CHAPITRE 2 : LES BASES DE LA NUTRITION SAINE

La nutrition joue un rôle fondamental dans notre santé et notre bien-être. Comprendre les bases de la nutrition saine est essentiel pour prendre des décisions alimentaires éclairées et soutenir un mode de vie sain et équilibré.

Les groupes alimentaires essentiels :

Les fruits et légumes : Ce groupe alimentaire est riche en vitamines, minéraux, fibres et antioxydants essentiels pour la santé. Les fruits et légumes de différentes couleurs offrent une variété de nutriments bénéfiques. Les recommandations nutritionnelles suggèrent de consommer une variété de fruits et légumes chaque jour, représentant environ la moitié de votre assiette lors des repas.

Les protéines : Les protéines sont nécessaires à la croissance, à la réparation des tissus et au bon fonctionnement du système immunitaire. Les sources de protéines comprennent la viande maigre, le poisson, les œufs, les produits laitiers, les légumineuses, les noix et les graines.

Les céréales complètes : Les céréales complètes sont

une source importante de glucides complexes, de fibres et de divers nutriments. Optez pour des choix comme le riz brun, le quinoa, l'avoine et le pain complet pour maximiser les avantages nutritionnels.

Les produits laitiers : Les produits laitiers fournissent du calcium, des protéines et d'autres nutriments essentiels pour la santé des os et des dents. Choisissez des options faibles en gras ou sans gras lorsque cela est possible, comme le lait écrémé, le yogourt grec nature et le fromage à pâte dure.

Les matières grasses saines : Les matières grasses sont importantes pour la santé hormonale, la fonction cérébrale et l'absorption des vitamines liposolubles. Optez pour des sources de matières grasses saines telles que les avocats, les noix, les graines, l'huile d'olive et les poissons gras comme le saumon et le maquereau.

Les nutriments clés et leurs sources :

Les protéines : Sources - viande, poisson, volaille, œufs, produits laitiers, légumineuses, noix et graines.

Les glucides : Sources - fruits, légumes, céréales complètes, légumineuses.

Les lipides : Sources - avocats, noix, graines, huiles végétales saines.

Les vitamines et minéraux : Sources - fruits, légumes, produits laitiers, viandes maigres, poissons, œufs.

Les fibres : Sources - fruits, légumes, céréales complètes, légumineuses, noix et graines.

L'importance de l'hydratation :

L'eau est essentielle à de nombreuses fonctions corporelles, notamment la régulation de la température corporelle, l'élimination des déchets, la lubrification des articulations et le maintien de l'équilibre hydrique. Il est recommandé de boire environ 8 verres d'eau par jour, mais les besoins individuels peuvent varier en fonction de facteurs tels que l'âge, le niveau d'activité physique et le climat.

En comprenant les bases de la nutrition saine, vous pouvez faire des choix alimentaires qui nourrissent votre corps et soutiennent votre santé globale. En intégrant une variété d'aliments nutritifs dans votre alimentation et en restant hydraté, vous pouvez optimiser votre bien-être et votre qualité de vie.

CHAPITRE 3 : PLANIFICATION DE REPAS ÉQUILIBRÉS

La planification de repas sains et équilibrés est un élément clé d'un mode de vie sain. En prenant le temps de planifier vos repas, vous pouvez vous assurer que votre alimentation est nutritive, variée et adaptée à vos besoins individuels.

Stratégies pour planifier des repas sains et équilibrés :

Établissez un plan hebdomadaire : Prenez quelques minutes chaque semaine pour planifier les repas que vous prévoyez de préparer. Cela vous aidera à éviter les achats impulsifs et à vous assurer d'avoir tous les ingrédients nécessaires sous la main.

Incorporez une variété d'aliments : Assurez-vous que chaque repas comprend une combinaison d'aliments provenant des différents groupes alimentaires, notamment des fruits, des légumes, des protéines, des céréales complètes et des matières grasses saines. Cela garantit un apport nutritionnel complet.

Utilisez les restes à votre avantage : Planifiez des repas qui peuvent être réutilisés pour plusieurs repas. Par exemple, une grande salade de quinoa peut être consommée comme plat principal un jour et comme accompagnement le lendemain.

Prévoyez des collations saines : Incluez des collations nutritives entre les repas pour éviter les fringales et maintenir des niveaux d'énergie stables tout au long de la journée. Optez pour des options comme des fruits frais, des légumes coupés, des noix ou du yaourt grec.

Gardez des repas simples : Les repas n'ont pas besoin d'être compliqués pour être sains. Parfois, les plats les plus simples sont les meilleurs. Optez pour des recettes simples avec des ingrédients frais et de saison.

Conseils pour la préparation des repas :

Planifiez à l'avance : Préparez une liste de courses en fonction de votre plan de repas hebdomadaire pour vous assurer d'avoir tous les ingrédients dont vous avez besoin.

Préparez en lot : Profitez des jours où vous avez plus de temps pour préparer des repas en grande quantité. Vous pouvez congeler les portions supplémentaires pour les utiliser plus tard dans la semaine.

Utilisez des techniques de cuisson saines : Privilégiez les méthodes de cuisson comme la cuisson à la vapeur, la cuisson au four ou la cuisson à la poêle avec peu ou pas de matières grasses ajoutées.

Soyez créatif avec les restes : Réinventez les restes en leur donnant une nouvelle vie dans des plats différents. Par exemple, les restes de poulet rôti peuvent être transformés en salade de poulet ou en sandwich le lendemain.

Techniques de gestion des portions :

Utilisez des assiettes de taille appropriée : Optez pour des assiettes de taille plus petite pour vous aider à contrôler les portions. Les assiettes plus grandes ont tendance à encourager le surdimensionnement des portions.

Servez les portions appropriées : Utilisez des ustensiles de mesure pour déterminer les portions correctes des aliments, en particulier pour les céréales, les féculents et les matières grasses.

Pratiquez la conscience alimentaire : Écoutez les signaux de votre corps pour déterminer quand vous êtes rassasié. Arrêtez de manger lorsque vous vous sentez satisfait, même s'il reste de la nourriture dans votre assiette.

En planifiant des repas équilibrés, en préparant avec soin vos aliments et en pratiquant la gestion des portions, vous pouvez prendre le contrôle de votre alimentation et soutenir votre santé globale. En adoptant ces stratégies, vous pouvez faciliter la création de repas nutritifs et délicieux qui vous aideront à vous sentir bien et à rester en bonne santé.

CHAPITRE 4 : L'IMPORTANCE DE L'ACTIVITÉ PHYSIQUE

L'activité physique joue un rôle crucial dans le maintien d'une bonne santé physique et mentale. En intégrant régulièrement des exercices dans votre quotidien, vous pouvez améliorer votre condition physique, renforcer votre système immunitaire, réduire le stress et augmenter votre bien-être général.

Les bienfaits du fitness pour la santé physique et mentale :

Amélioration de la santé cardiovasculaire : L'exercice régulier renforce le cœur et les poumons, améliorant ainsi la circulation sanguine et réduisant le risque de maladies cardiovasculaires telles que les maladies cardiaques et les accidents vasculaires cérébraux.

Renforcement musculaire et osseux : Le fitness aide à renforcer les muscles et les os, réduisant ainsi le risque de blessures et de maladies telles que l'ostéoporose.

Contrôle du poids : L'exercice régulier aide à brûler des calories et à maintenir un poids corporel sain. Il peut également aider à perdre du poids en combinaison avec une alimentation équilibrée.

Amélioration de la santé mentale : L'activité physique libère des endorphines, des hormones du bonheur, qui peuvent réduire le stress, l'anxiété et la dépression. L'exercice régulier peut également améliorer la qualité du sommeil et augmenter l'estime de soi.

Augmentation de l'énergie : L'exercice régulier peut augmenter votre niveau d'énergie et améliorer votre capacité à accomplir les tâches quotidiennes.

Différents types d'exercices et leurs avantages :

Exercices cardiovasculaires : Les exercices cardiovasculaires, tels que la course à pied, la natation et le cyclisme, augmentent votre fréquence cardiaque et améliorent votre endurance cardiorespiratoire.

Entraînement en force : L'entraînement en force, comme la musculation ou l'utilisation de poids libres, renforce les muscles et les os, améliorant ainsi la force et la résistance.

Flexibilité et équilibre : Les exercices de flexibilité, comme le yoga et le stretching, améliorent la souplesse musculaire et articulaire, tandis que les exercices d'équilibre, comme le tai-chi, renforcent les muscles stabilisateurs et réduisent le risque de chutes.

Activités de loisirs : Les activités de loisirs, comme la danse, la randonnée ou le jardinage, peuvent être une façon agréable de rester actif tout en réduisant le stress et en favorisant le bien-être mental.

Comment intégrer l'activité physique dans votre

quotidien :

Planifiez vos séances d'entraînement : Bloquez du temps dans votre emploi du temps pour faire de l'exercice, comme vous le feriez pour toute autre tâche importante.

Trouvez des activités que vous aimez : Choisissez des activités physiques qui vous plaisent, afin de rendre l'exercice plus amusant et plus durable à long terme.

Fixez-vous des objectifs réalistes : Fixez-vous des objectifs d'activité physique atteignables et progressez graduellement pour éviter la frustration et les blessures.

Trouvez des moyens d'intégrer l'exercice dans votre journée : Prenez les escaliers au lieu de l'ascenseur, faites une promenade pendant votre pause déjeuner ou faites du vélo pour vous rendre au travail si possible.

Trouvez un partenaire d'entraînement : Trouvez un ami ou un membre de la famille avec qui vous pouvez faire de l'exercice régulièrement pour vous motiver mutuellement et rendre l'expérience plus sociale et agréable.

En intégrant régulièrement l'activité physique dans votre quotidien, vous pouvez améliorer votre santé physique et mentale, augmenter votre énergie et améliorer votre qualité de vie globale. Trouvez des activités que vous aimez et faites-en une priorité dans votre emploi du temps pour en récolter les nombreux bienfaits.

CHAPITRE 5 : GESTION DU STRESS ET TECHNIQUES DE RELAXATION

Le stress fait partie de la vie quotidienne, mais une gestion efficace du stress est essentielle pour maintenir un bien-être émotionnel et physique optimal. Comprendre le stress, ses effets sur le corps et mettre en œuvre des techniques de relaxation peut vous aider à mieux faire face aux défis de la vie.

Comprendre le stress et ses effets sur le corps :

Le stress est une réaction naturelle du corps face à une demande ou une pression perçue. Bien qu'un certain niveau de stress puisse être motivant, un stress excessif et persistant peut avoir des effets néfastes sur la santé mentale et physique. Voici quelques-uns des effets du stress sur le corps :

Système nerveux : Le stress déclenche la libération de cortisol et d'adrénaline, également connus sous le nom d'hormones du stress, qui augmentent la fréquence cardiaque, la pression artérielle et la tension musculaire.

Système immunitaire : Un stress chronique affaiblit le système immunitaire, rendant ainsi le corps plus vulnérable aux infections et aux maladies.

Système digestif : Le stress peut entraîner des troubles gastro-intestinaux tels que les maux d'estomac, les brûlures d'estomac et les troubles digestifs.

Système respiratoire : Le stress peut provoquer une respiration rapide et superficielle, ce qui peut aggraver les symptômes de l'asthme et d'autres problèmes respiratoires.

Techniques de relaxation, comme la respiration profonde et la méditation :

Respiration profonde : La respiration profonde implique de prendre des respirations lentes et profondes, en se concentrant sur l'expansion de la cage thoracique et du ventre. Cela stimule le système nerveux parasympathique, induisant un état de relaxation.

Méditation : La méditation implique de se concentrer sur le moment présent, en observant ses pensées et ses sensations sans les juger. La méditation de pleine conscience est particulièrement efficace pour réduire le stress et cultiver un état de calme mental.

Yoga : Le yoga combine des postures physiques, des techniques de respiration et des pratiques de méditation pour favoriser la relaxation et réduire le stress. Le yoga peut également améliorer la flexibilité, la force et l'équilibre.

Exercice physique : L'exercice régulier, comme la marche, la course à pied ou la danse, est un excellent moyen de réduire le stress en libérant des endorphines, les hormones du bonheur, et en favorisant une meilleure humeur.

Stratégies pour gérer efficacement le stress au quotidien :

Pratiquez la pleine conscience : Prenez des moments pour vous concentrer sur le moment présent, en observant vos pensées et vos sensations sans jugement.

Établissez des limites : Apprenez à dire non lorsque vous êtes surchargé et à établir des limites saines pour préserver votre bien-être.

Maintenez un mode de vie sain : Priorisez le sommeil suffisant, une alimentation équilibrée et l'activité physique régulière pour soutenir votre santé mentale et physique.

Trouvez des activités qui vous détendent : Prenez du temps pour des activités qui vous procurent du plaisir et vous détendent, comme lire, écouter de la musique, dessiner ou passer du temps dans la nature.

En intégrant des techniques de relaxation dans votre routine quotidienne et en adoptant des stratégies pour gérer efficacement le stress, vous pouvez améliorer votre bien-être émotionnel, réduire les effets néfastes du stress sur votre corps et cultiver une plus grande résilience face aux défis de la vie.

CHAPITRE 6 : BIEN-ÊTRE ÉMOTIONNEL : CULTIVER LA SANTÉ MENTALE

Le bien-être émotionnel joue un rôle essentiel dans notre qualité de vie globale. En apprenant à reconnaître et à gérer nos émotions, en pratiquant la gratitude et la pleine conscience, ainsi qu'en accordant une attention particulière à l'auto-soin et à la gestion du temps, nous pouvons cultiver une meilleure santé mentale et émotionnelle.

Reconnaître et gérer les émotions :

Identification des émotions : Prenez le temps de reconnaître et de nommer vos émotions. Identifiez ce que vous ressentez et pourquoi vous ressentez cette émotion.

Expression émotionnelle saine : Trouvez des moyens sains d'exprimer vos émotions, que ce soit en parlant à un ami de confiance, en écrivant dans un journal, en pratiquant l'art ou en faisant de l'exercice physique.

Gestion du stress : Utilisez des techniques de relaxation comme la respiration profonde, la méditation et le yoga pour réduire le stress et calmer votre esprit.

Pratiquer la gratitude et la pleine conscience :

Gratitude quotidienne : Prenez l'habitude de reconnaître et d'apprécier les aspects positifs de votre vie. Gardez un journal de gratitude pour noter chaque jour ce pour quoi vous êtes reconnaissant.

Pleine conscience : Pratiquez la pleine conscience en vous concentrant sur le moment présent, en observant vos pensées et vos sensations sans jugement. La méditation de pleine conscience peut vous aider à cultiver cette pratique.

Vivre dans le moment : Prêtez attention à ce qui se passe autour de vous et à ce que vous ressentez à chaque instant. Appréciez les petites joies de la vie quotidienne.

L'importance de l'auto-soin et de la gestion du temps :

Prioriser le temps pour soi : Accordez-vous du temps pour des activités qui vous nourrissent et vous revitalisent, que ce soit lire un livre, prendre un bain relaxant ou faire une promenade dans la nature.

Établir des limites : Apprenez à dire non lorsque vous avez trop à faire et à établir des limites saines pour préserver votre énergie et votre bien-être.

Gestion du temps efficace : Organisez votre emploi du temps de manière à inclure suffisamment de temps pour vos obligations et vos activités de loisirs. Utilisez des outils de gestion du temps comme des listes de tâches et des calendriers pour rester organisé et productif.

Pratiquer l'auto-compassion : Soyez gentil avec vous-même et pardonnez-vous lorsque vous faites des erreurs. Apprenez à vous traiter avec la même compassion que vous le feriez pour un ami cher.

En intégrant ces pratiques dans votre vie quotidienne, vous pouvez cultiver une meilleure santé mentale et émotionnelle, renforcer votre résilience face au stress et améliorer votre qualité de vie globale. Prenez le temps de prendre soin de vous et de cultiver des habitudes qui favorisent votre bien-être émotionnel.

CHAPITRE 7 : SOMMEIL RÉPARATEUR : UN PILIER DU BIEN-ÊTRE

Le sommeil joue un rôle crucial dans notre santé et notre bien-être. Un sommeil de qualité est essentiel pour restaurer le corps et l'esprit, renforcer le système immunitaire, favoriser une fonction cognitive optimale et réguler les émotions. Comprendre les bases d'un sommeil de qualité, ainsi que les conseils pour améliorer la qualité de votre sommeil, est essentiel pour soutenir votre santé globale.

Les bases d'un sommeil de qualité :

Durée du sommeil : Les adultes ont besoin d'environ 7 à 9 heures de sommeil par nuit pour une santé optimale. Cependant, les besoins individuels peuvent varier en fonction de facteurs tels que l'âge, le niveau d'activité physique et la santé globale.

Régularité du sommeil : Essayez de vous coucher et

de vous lever à la même heure tous les jours, même les week-ends, pour réguler votre horloge biologique et améliorer la qualité de votre sommeil.

Environnement de sommeil : Créez un environnement propice au sommeil en gardant votre chambre fraîche, sombre et silencieuse. Investissez dans un matelas et des oreillers confortables, et éloignez les sources de distraction telles que les appareils électroniques.

Routine de relaxation : Adoptez une routine de relaxation avant le coucher pour signaler à votre corps qu'il est temps de se détendre. Cela peut inclure des activités relaxantes comme la lecture, la méditation ou la pratique du yoga.

Conseils pour améliorer la qualité de votre sommeil :

Évitez la caféine et la nicotine : Limitez la consommation de caféine et de nicotine, surtout en fin de journée, car elles peuvent interférer avec votre capacité à vous endormir.

Limitez les siestes : Si vous avez du mal à vous endormir la nuit, évitez les siestes prolongées pendant la journée, car elles peuvent perturber votre horloge biologique.

Établissez une routine de coucher : Créez une routine relaxante avant le coucher pour signaler à votre corps qu'il est temps de se préparer au sommeil. Cela peut inclure des activités calmantes comme la lecture, la méditation ou le bain.

Limitez l'exposition à la lumière bleue : Réduisez votre exposition à la lumière bleue des écrans d'ordinateur, de téléphone et de télévision avant le coucher, car elle peut supprimer la production de mélatonine, l'hormone du sommeil.

Lien entre le sommeil et la santé globale :

Santé mentale : Un sommeil insuffisant est associé à un risque accru de troubles de l'humeur tels que la dépression et l'anxiété.

Santé physique : Un sommeil de qualité est essentiel pour le bon fonctionnement du système immunitaire, la régulation hormonale et le maintien d'un poids corporel sain.

Fonction cognitive : Le sommeil joue un rôle crucial dans la consolidation de la mémoire, l'apprentissage et la fonction cognitive. Un sommeil insuffisant peut entraîner des problèmes de concentration et de prise de décision.

En intégrant des habitudes de sommeil saines dans votre vie quotidienne, vous pouvez améliorer la qualité de votre sommeil, soutenir votre santé globale et augmenter votre bien-être général. Priorisez le sommeil comme un pilier essentiel de votre bien-être, et vous récolterez les nombreux avantages d'un repos réparateur.

CHAPITRE 8 : CONNECTER AVEC LA NATURE POUR LE BIEN-ÊTRE

Passer du temps en plein air et se connecter avec la nature peut apporter de nombreux bienfaits pour notre santé mentale, émotionnelle et physique. En comprenant les avantages de passer du temps en plein air, en explorant des pratiques comme la marche en nature et le jardinage, ainsi qu'en trouvant des moyens de cultiver une connexion avec la nature dans un monde moderne, nous pouvons améliorer notre bien-être global.

Les bienfaits de passer du temps en plein air :

Réduction du stress : Être en contact avec la nature peut réduire le niveau de cortisol, l'hormone du stress, dans notre corps, ce qui entraîne une sensation de calme et de relaxation.

Amélioration de l'humeur : Passer du temps à l'extérieur peut stimuler la production de sérotonine, l'hormone du bonheur, ce qui peut améliorer l'humeur et réduire les sentiments de dépression et d'anxiété.

Augmentation de la créativité : Être exposé à la beauté naturelle peut stimuler la créativité et favoriser un esprit plus ouvert et réceptif.

Amélioration de la santé physique : L'exposition à la lumière naturelle du soleil peut favoriser la production de vitamine D, essentielle pour la santé des os et du système immunitaire.

Pratiques comme la marche en nature et le jardinage pour améliorer le bien-être :

Marche en nature : La marche en nature offre une occasion de se déconnecter du stress de la vie quotidienne et de se connecter avec notre environnement naturel. Elle peut être pratiquée seule ou en compagnie, et peut être adaptée à tous les niveaux de forme physique.

Jardinage : Le jardinage est une activité thérapeutique qui permet de se connecter avec la terre et de cultiver des plantes, tout en favorisant le bien-être mental et physique. Le jardinage peut être pratiqué dans un jardin extérieur ou à l'intérieur avec des plantes d'intérieur.

Établir une connexion avec la nature dans un monde moderne :

Passez du temps à l'extérieur : Essayez de passer du temps à l'extérieur chaque jour, que ce soit pour une courte promenade dans le parc pendant votre pause déjeuner ou une randonnée plus longue le week-end.

Apportez la nature à l'intérieur : Intégrez des éléments naturels dans votre environnement intérieur, comme des plantes d'intérieur, des images de la nature ou des sons apaisants de la nature.

Pratiquez la pleine conscience : Lorsque vous êtes à l'extérieur, prenez le temps d'observer et d'apprécier les détails de votre environnement naturel. Utilisez tous vos sens pour vous immerger pleinement dans l'expérience.

Participez à des activités de plein air : Rejoignez des groupes ou des clubs qui organisent des activités de plein air, comme la randonnée, le vélo ou le camping, pour rencontrer d'autres personnes partageant les mêmes idées et partager des expériences en plein air ensemble.

En connectant avec la nature et en passant du temps à l'extérieur, nous pouvons nourrir notre bien-être émotionnel, mental et physique. En adoptant des pratiques comme la marche en nature et le jardinage, ainsi qu'en intégrant la nature dans notre vie quotidienne, nous pouvons cultiver une relation plus profonde avec notre environnement naturel et enrichir notre qualité de vie.

CHAPITRE 9 : CULTIVER DES RELATIONS SAINES

Les relations sociales jouent un rôle crucial dans notre bien-être émotionnel et mental. En comprenant l'importance des relations sociales, en développant des compétences de communication efficaces et en apprenant à construire et entretenir des relations positives, nous pouvons cultiver des liens solides qui contribuent à notre bonheur et à notre épanouissement personnel.

L'importance des relations sociales pour le bien-être :

Soutien émotionnel : Les relations sociales nous offrent un soutien émotionnel crucial en nous permettant de partager nos joies, nos peines et nos préoccupations avec des amis, des membres de la famille ou des partenaires.

Réduction du stress : Passer du temps avec des proches peut réduire les niveaux de stress en nous aidant à nous sentir soutenus et en fournissant une occasion de se détendre et de s'amuser.

Sentiment d'appartenance : Les relations sociales nous aident à nous sentir connectés et appartenant à une communauté plus large, ce qui renforce notre estime de soi et notre sentiment de sécurité.

Communication efficace et résolution de conflits :

Écoute active : Pratiquez l'écoute active en étant pleinement présent et attentif lorsque vous parlez à quelqu'un. Cela montre que vous valorisez ce qu'ils ont à dire et que vous êtes ouvert à leur perspective.

Expression des sentiments : Apprenez à exprimer vos sentiments de manière claire et respectueuse, en utilisant des phrases "je" pour exprimer vos propres sentiments et éviter de blâmer les autres.

Gestion des conflits : Apprenez des techniques de résolution de conflits telles que la recherche d'un terrain d'entente, la négociation et le compromis. Gardez à l'esprit l'importance de respecter les besoins et les limites de chacun.

Construire et entretenir des relations positives :

Cultiver l'empathie : Pratiquez l'empathie en vous mettant à la place des autres et en essayant de comprendre leurs sentiments et leurs perspectives. Cela renforce les liens et favorise la compréhension mutuelle.

Exprimer la gratitude : Exprimez régulièrement votre gratitude envers les personnes importantes dans votre vie. Cela renforce les liens et favorise un climat de positivité et d'appréciation mutuelle.

Passer du temps ensemble : Faites un effort pour passer du temps avec vos proches, que ce soit en partageant des repas, en pratiquant des activités ensemble ou en simplement discutant et en passant du temps de qualité.

Établir des limites saines : Apprenez à établir des limites saines dans vos relations en communiquant clairement vos besoins et en respectant les limites des autres. Cela favorise le respect mutuel et la croissance personnelle.

En cultivant des relations saines, en développant des compétences de communication efficaces et en investissant du temps et de l'énergie dans les relations importantes de notre vie, nous pouvons renforcer notre bien-être émotionnel et mental. Priorisez les relations significatives dans votre vie et prenez le temps de cultiver des liens solides qui vous soutiennent et vous enrichissent sur le plan émotionnel.

CHAPITRE 10 : CRÉER UN PLAN DE BIEN-ÊTRE PERSONNALISÉ

Créer un plan de bien-être personnalisé est essentiel pour prendre en charge votre santé et votre bonheur de manière holistique. En évaluant vos besoins individuels en matière de bien-être, en fixant des objectifs réalistes et mesurables, ainsi qu'en élaborant un plan d'action pour atteindre et maintenir le bien-être optimal, vous pouvez prendre les mesures nécessaires pour améliorer votre qualité de vie globale.

Évaluer vos besoins individuels en matière de bien-être :

Évaluation physique : Identifiez les domaines de votre santé physique qui pourraient nécessiter une attention particulière, tels que la nutrition, l'activité physique et le sommeil.

Évaluation émotionnelle : Réfléchissez à votre bien-être émotionnel en examinant vos niveaux de stress, votre satisfaction globale et vos relations personnelles.

Évaluation mentale : Évaluez votre bien-être mental en considérant votre niveau de résilience, votre capacité à gérer le stress et votre état d'esprit général.

Évaluation sociale : Considérez vos relations sociales et votre niveau de soutien social, ainsi que votre sentiment d'appartenance et de connexion avec les autres.

Fixer des objectifs réalistes et mesurables :

Spécifiez vos objectifs : Définissez clairement ce que vous souhaitez réaliser dans chaque domaine de votre bien-être, en utilisant des objectifs spécifiques, mesurables, atteignables, pertinents et temporellement définis (SMART).

Priorisez vos objectifs : Identifiez les objectifs les plus importants pour vous et classez-les par ordre de priorité, en tenant compte de vos besoins et de vos aspirations personnelles.

Établissez des jalons : Divisez vos objectifs en étapes plus petites et plus réalisables, en fixant des jalons intermédiaires pour suivre votre progression et rester motivé.

Élaborer un plan d'action pour atteindre et maintenir le bien-être optimal :

Identifiez les stratégies : Identifiez les actions spécifiques que vous pouvez prendre pour progresser vers vos objectifs, en tenant compte de vos ressources, de votre emploi du temps et de vos préférences personnelles.

Planifiez votre emploi du temps : Intégrez ces actions dans votre emploi du temps quotidien et hebdomadaire, en réservant du temps pour l'exercice, la méditation, la préparation de repas sains et d'autres activités de bien-être.

Restez flexible : Soyez prêt à ajuster votre plan d'action en fonction de vos besoins changeants et des obstacles imprévus qui pourraient survenir en cours de route.

Surveillez votre progression : Suivez votre progression vers vos objectifs en notant régulièrement vos succès et vos défis, en apportant des ajustements si nécessaire et en célébrant vos réalisations.

En créant et en mettant en œuvre un plan de bien-être personnalisé, vous prenez les rênes de votre santé et de votre bonheur, en vous donnant les outils nécessaires pour atteindre et maintenir un bien-être optimal dans tous les aspects de votre vie. Investissez dans votre bien-être aujourd'hui en élaborant un plan d'action concret et en prenant des mesures pour améliorer votre qualité de vie globale.

Conclusion

Au terme de ce voyage à travers les différents aspects du bien-être holistique, nous sommes armés de connaissances et de conseils pour transformer nos vies et embrasser une approche globale du bien-être. Chaque chapitre nous a offert un aperçu précieux sur la façon dont nous pouvons améliorer notre santé physique, mentale, émotionnelle et sociale, et nous avons appris que ces domaines sont étroitement liés, influençant mutuellement notre qualité de vie.

En embrassant une alimentation saine, en intégrant l'activité physique dans notre quotidien, en gérant efficacement le stress et en prenant soin de notre sommeil, nous avons jeté les bases d'une vie plus équilibrée et épanouissante. Nous avons exploré des pratiques telles que la méditation, la gratitude et la pleine conscience, qui nourrissent notre bien-être émotionnel et mental, et nous avons découvert l'importance de cultiver des relations saines pour notre bonheur et notre épanouissement.

Nous avons également appris l'importance de la connexion avec la nature, de passer du temps en plein air et de s'engager dans des activités qui nourrissent notre âme. Enfin, nous avons élaboré un plan de bien-être personnalisé, fixant des objectifs réalistes et mesurables pour nous guider sur notre chemin vers une vie plus épanouie.

En mettant en pratique ces enseignements et en intégrant ces conseils dans notre vie quotidienne, nous avons le pouvoir de transformer notre bien-être et de créer une vie qui nous inspire et nous nourrit à tous les niveaux. Que ce soit en adoptant de petites habitudes quotidiennes ou en apportant des changements plus significatifs, chaque pas que nous faisons vers un bien-être holistique nous rapproche un peu plus de la réalisation de notre plein potentiel.

Que ce guide serve de ressource précieuse dans votre voyage vers une vie épanouie et équilibrée. Rappelez-vous toujours que vous méritez le meilleur et que vous avez le pouvoir de créer la vie que vous désirez. Cultivez votre bien-être holistique avec amour, patience et engagement, et vous récolterez les fruits d'une vie épanouissante et gratifiante.